Michael J. Nixon-Livy

Die Neurostrukturelle Integrationstechnik

Einführung, Anwendung, Selbsthilfe

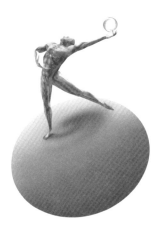

Herausgegeben von

DIAMOND ESSENCE LIMITED
www.nsthealth.com

Vorbemerkung des Herausgebers

Dieses Buch dient der Information über Methoden der Gesundheitsvorsorge und Selbsthilfe. Wer sie anwendet, tut dies in eigener Verantwortung. Der Autor beabsichtigt nicht, Diagnosen zu stellen oder Therapieempfehlungen zu geben. Die hier beschriebenen Verfahren sind nicht als Ersatz für professionelle medizinische Behandlung bei gesundheitlichen Beschwerden zu verstehen.

Die Deutsche Bibliothek – CIP-Einheitsaufnahme
Ein Titeldatensatz für diese Publikation ist bei Der Deutschen Bibliothek erhältlich.

Herausgegeben von:
DIAMOND ESSENCE LIMITED
2. Auflage, September 2010
Abbildungen: Michael Nixon-Livy; David S. Walther (Systems DC Colorado); Jock McNeish; Medical Arts Melbourne; The Pressure Positive Company (jeweils an Einzelstellen genannt)
Übersetzung: Burkhard Behm, Freiburg
Lektorat: Monika Radecki
Satz und Druck: Dreisam Druck, Kirchzarten
Printed in Germany
ISBN 978-3-932098-85-7
(3-932098-85-4)

Inhalt

Einleitung

„Der größte Reichtum ist die Gesundheit."

(Ralph Waldo Emerson in: *The Conduct of Life*)

Es steht außer Frage, dass der größte gemeinsame Nenner auf diesem Planeten die Gesundheit ist, und es steht außer Frage, dass unzählige Menschen sich nicht in der Lage sehen, dieses grundlegende und so wertvolle Gut zu erhalten. Was machen wir falsch und wie können wir das ändern?

Der Zweck dieses kleinen Buches ist es, eine Einführung in die Wirkungsweise der Neurostrukturellen Integrationstechnik (NST) zu geben und sie als mögliche Therapie für eine Vielzahl von Bedürftigen vorzustellen. Sie bietet uns einen Ausgangspunkt an, von dem aus eine gute Gesundheit und ein besserer Lebensstil erreicht werden können.

Das Buch wird darüber hinaus einige wichtige Unterschiede zwischen der Behandlung von Beschwerden und wirklicher Gesundheit aufzeigen und Ihnen einige effektive Ratschläge geben, wie Sie gesund und schmerzfrei bleiben.

Das Buch und die darin beschriebene Behandlung wird vielleicht auch die professionellen Therapeutinnen und Therapeuten neugierig machen, die mit spinalen, strukturellen und muskuloskelettalen Dysfunktionen arbeiten und deren Ziel es ist, einen wirklich außergewöhnlichen therapeutischen Ansatz kennen zu lernen.

Überblick

Was ist NST?

Die Neurostrukturelle Integrationstechnik (NST) ist eine dynamische Körperarbeitstechnik, die die dem Körper innewohnende Weisheit der Selbstheilung aktiviert. Der daraus resultierende Effekt ist eine umfassende Reorganisation der Muskulatur des Körpers – charakterisiert durch eine lang anhaltende Schmerzfreiheit und Beschwerdefreiheit und darüber hinaus durch ein erhöhtes Energieniveau. Die Reaktion auf die Behandlung ist oftmals sehr tiefgehend und manchmal überraschend.

NST ist eigentlich eine Bindegewebstherapie, die dazu entwickelt wurde, Muskeln und Faszien in einer Weise zu entspannen, die für alle Altersstufen verträglich ist – vom Neugeborenen bis ins hohe Alter. Oft wird sie als „Heilung im Kontext" bezeichnet, da ihr Hauptziel darin besteht, den Körper als Ganzes neu „einzustellen". Aus diesem besonderen Grund gibt es keine Kontraindikationen, was dieser Technik einen weiten Anwendungsbereich von akuten Schmerzen bis hin zu chronischen Leiden gibt.

Eine Behandlungssequenz besteht aus einer Reihenfolge bestimmter Bewegungen am Körper, die in einer sehr spezifischen und systematischen Weise durchgeführt werden. Es gibt keine mit Kraft durchgeführten Manipulationen, es ist mehr ein Überrollen quer zur Faserrichtung von Muskeln, Sehnen, Bändern oder Nerven. Dabei wird verschieden starker Druck ausgeübt. Dazwischen werden Ruhepausen eingelegt, um dem Körper zu erlauben, darauf zu reagieren. Die Behandlung kann entweder durch die Kleidung oder direkt auf der Haut durchgeführt werden.

Während der Sitzung tritt eine tiefe Entspannung beim Klienten oder bei der Klientin ein; der Körper kann in eine Art Raum treten, in dem es ihm möglich ist, sich über die natürliche

Aktivierung der verschiedenen neuralen Reflexe umfassend zu reorganisieren.

Häufig stellen sich nach der ersten Behandlung grundlegende Verbesserungen ein; lang anhaltende Verbesserungen werden im Allgemeinen nach zwei bis drei Sitzungen erzielt. Eine Sitzung dauert normalerweise 30 – 45 Minuten.

Es ist nicht ungewöhnlich, dass Klienten nach einer Sitzung eine Vielfalt von Reaktionen haben, wie wandernde Schmerzen, heiße und kalte Schauer, Schwitzen und mögliche Gemütsbewegungen. Dies sind jedoch positive Zeichen und Hinweise darauf, dass die Person in einen besseren Gesundheitszustand zurückkehrt.

Das eigentliche Geheimnis der Wirksamkeit von NST ist die ihr zugrunde liegende Philosophie. Einfach ausgedrückt ist es die Vorstellung des Körpers als ein sich selbst regulierendes bioenergetisches und biomechanisches Phänomen, das sich so lange mit Hilfe des biologischen Anpassungsprozesses selbst regulieren kann, wie es die nötigen Energiereserven besitzt, um das Leben zu erhalten.

Entwicklung

Der Körpertherapeut Thomas Ambrose Bowen (1916 – 1982; siehe auch *Geschichte*) ist der Entwickler der Methode. Er ging davon aus, dass der Körper sich selbst regulieren und in einen Zustand der Balance zurückkehrt, wenn ein entsprechender neurologischer und neuromuskulärer Zusammenhang geschaffen würde, der ihm dies erlaubt. Er stellte sich nie die Frage, ob der Körper das könnte. Die Tatsache, dass ein Mensch lebt, war ihm dafür ausreichend.

Der Körper weist neben Herzschlag und Atmung einen besonderen Rhythmus auf – den Rhythmus des kraniosakralen Systems –, der frei und unbehindert arbeiten muss, wenn ein Mensch gesund und ausgeglichen sein soll.

Bowen fand heraus, dass man diesen Rhythmus energetisch wahrnehmen kann – deren physische Komponenten waren klar: das Kreuzbein, das Steißbein, das Kranium, der Kiefergelenkskomplex und die Duralmembran (auch „harte Hirnhaut" genannt, sie umhüllt Gehirn und Rückenmark). Die Duralmembran stellt die Verbindung mit den einzelnen Komponenten her und lässt diese zu einer funktionalen Einheit werden. Da es wichtig ist, dass das System in keiner Weise eingeschränkt ist, war Bowens Aufmerksamkeit ganz darauf gerichtet, die neuromuskulären Imbalancen im Körper freizusetzen. Sie haben einen sehr direkten Einfluss auf das Funktionieren des Zyklusses und daraus folgend auf die Gesundheit des gesamten Körpers.

Es ist dieser Punkt, der NST von allen anderen Ansätzen (wie dem osteopathischen, dem chiropraktischen und dem kraniosakralen) abhebt.

Zusammenfassend vertrat er die Auffassung, dass sich der Körper selbst regulieren würde, wenn alle muskulären Imbalancen freigesetzt werden könnten. Dabei würden im Verlauf Schmerzen und Symptome verschwinden und sich das Energieniveau erhöhen. Darüber hinaus würde das Problem nicht wieder auftauchen, da das Problem an seinem Ursprung angegangen wird (siehe auch *Theoretisches Modell*).

Die wesentliche Errungenschaft Bowens liegt in dem von ihm entwickelten System, das eine automatische und systematische Reintegration ermöglicht. Bowen erkannte, dass man die innere Intelligenz des Körpers (wie er es nannte) alarmieren kann und dass, wenn man den Körper auf eine sehr spezielle Weise stimuliert, ein Prozess des Entwirrens neuromuskulärer Kompensationen beginnen kann.

Abhängig vom Ausmaß der Kompensationen im Körper kann dieser Entwirrungsprozess von fünf Minuten bis zu sieben Tagen andauern. Innerhalb dieser Zeitspanne findet der Körper für sich ein neues Gleichgewicht. Danach ist eine Neubefundung durch

einen NST-Therapeuten nötig, um den Zustand des Klienten ab-
zuklären. Gegebenenfalls wird eine weitere Sitzung durchgeführt
und der Entwirrungsprozess erneut gestartet.

In der Praxis

In der klinischen Praxis ist es normal, dass Klientinnen und Klienten davon berichten, sie spürten, wie der Körper für ungefähr
zwei bis vier Tage durch den genannten Entwirrungsprozess hin-
durchgeht. Oftmals lassen sich ähnliche Bewegungsmuster von
Schmerzen, die durch den Körper wandern, feststellen (z. B. von
der Schulter zum Knie). Einige berichten von Schweißausbrü-
chen oder Gemütsbewegungen, aber vor allem haben sie das Gefühl von tiefgreifender Entspannung und Veränderung. Darüber
hinaus beschreiben Klienten ein Abebben der Schmerzen in der
umgekehrten Reihenfolge, in der sie aufgetreten sind.

Die Anwendung der Technik ist an sich sehr interessant, da
sie sich ganz erheblich von anderen Techniken unterscheidet, die
dasselbe Ziel verfolgen.

Zunächst werden neurologische und energetische Blockade-
punkte behandelt und damit eine natürliche, sofort wirksame
Sedierung des Körpers erreicht. Dann werden innerhalb einer
dreiteiligen integrierten Körperbalance spezielle Überrollbewegungen (*Primoves* genannt) an bestimmten Muskeln, Sehnen,
Nerven und Bändern durchgeführt. Man beginnt den ersten und
zweiten Teil in der Bauchlage und schließt Teil drei der Behandlung in der Rückenlage ab. Dies umfasst die Behandlung weiterer
Blockade und Freisetzungspunkte.

Diese Bewegungen (*Primoves*) sind einzigartig und nur in der
Bowen-Therapie zu finden. Sie gleichen weder Massage, Shiatsu,
Akupressur, Osteopathie oder irgendwelchen anderen Therapien,
Stimulierungen oder Freisetzungen.

Das Ziel der so genannten *Primoves* ist es tatsächlich, über
bestimmte Punkte (siehe unten) mit den Fingern oder Daumen

überzurollen. Es geht dabei um ein Stimulieren oder Sedieren. Im NST-Sprachgebrauch würde man von einem Öffnen und Schließen energetischer Kanäle zum Zwecke des Haltens, des Bewegens und der Freisetzung von subtilen Energien des Körpers sprechen.

Grundsätzlich wird die Haut leicht über den betreffenden Punkt entweder lateral oder medial vorgedehnt, bevor man die Bewegung ausführt. Danach wird kurz ein geringer gegenläufiger Druck auf das darunterliegende Gewebe ausgeübt, bevor man schließlich das Gewebe (in unserem Falle Muskeln, Sehnen, Nerven oder Bänder) mit sanftem Druck in Richtung der ursprünglichen Ansatzstelle hin überrollt.

Die Bewegungen werden ohne ein Gleiten durchgeführt und man kann dann den typischen „Bump" spüren, der während des Überrollens auftritt.

Die Anwendung beginnt im Allgemeinen in der Bauchlage im Lumbalbereich (Lendenbereich). Sie führt dann schnell weiter zum thorakalen Rückenbereich (Brusthöhe), bevor sie sich wieder den Beinen und dem Kreuzbein zuwendet. Zwischen den einzelnen Abfolgen von Überrollbewegungen gibt es Ruhepausen, die eingehalten werden, bevor man den Klienten in die Rückenlage bringt.

Ein konkretes Beispiel (da sich dieses eher an Fachleute wendet, sind die Fachbegriffe nicht näher für Laien „übersetzt"): Die typische Abfolge von Teil 1 der „dynamischen Körperbalance" enthält neun bilaterale Punkte, die folgendermaßen durchgeführt werden:

1. Der M. iliocostalis lumborum wird in Höhe des dritten Lendenwirbels sediert, indem man seinen lateralen Rand aktiviert.
2. Die M. longissimus und M. semispinalis thoracis werden in Höhe des achten Brustwirbels gleichzeitig sediert, indem man sie an ihrer Kreuzungsstelle aktiviert.

3. Eine vorbereitende Freisetzung wird für das Kreuzbein durchgeführt, indem man den Bereich, in dem sich die M. gluteus maximus und minimus kreuzen, in Höhe der Glutäalfurche überrollt.

4. Das Kreuzbein wird stabilisiert, während gleichzeitig ein leichter Druck auf das vollständig flektierte Bein in lateraler Richtung ausgeübt wird. Dadurch wird eine leichte Torsion im Iliosakralgelenk bewirkt.

5. Die gemeinsame Ansatzstelle der Kniesehnenmuskelgruppe wird am Sitzbeinhöcker in lateraler Richtung überrollt, bevor drei Freisetzungen in posteriorer Richtung am Tractus iliotibialis durchgeführt werden.

6. Der M. longissimus und M. semispinalis thoracis werden erneut in Höhe des achten Brustwirbels gleichzeitig sediert, indem man ihren Kreuzungspunkt aktiviert.

7. Der M. longissimus thoracis wird nun in lateraler Richtung in Höhe von Th 10, Th 12 und L 2 aktiviert.

8. Der M. longissimus und M. semispinalis thoracis werden erneut zusammen in Höhe von Th 8 sediert, indem ihr gemeinsamer Kreuzungspunkt überrollt wird, während gleichzeitig das Bein mit leichtem Druck vollständig nach lateral flektiert wird. Der Druck ist so bemessen, dass eine sanfte integrative Torsion auf das Kreuzbein, den Lumbal -und unteren Rückenbereich ausgeübt wird.

9. Der M. longissimus thoracis wird nun in medialer Richtung in Höhe von Th 10, Th 12 und L 2 sediert.

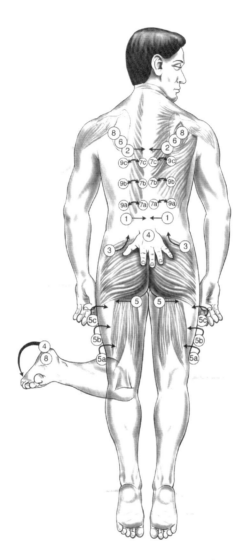

© Michael Nixon-Livy

Die Arbeit in der Bauchlage, einschließlich der Ruhepausen, dauert ungefähr 15 Minuten. Sobald der Klient sich dann in der Bauchlage befindet, werden weitere „Freisetzungen" am Zwerchfell, am Nacken und an den Knien durchgeführt. Dies dauert weitere 10 – 15 Minuten.

Weitere Verfahren, nach Wahl des Therapeuten, können innerhalb dieser integrierten Körperbalance durchgeführt werden, um eine größere Genauigkeit der Freisetzungen zu erreichen. Es gibt fakultative Verfahren für die Schultern, Ellbogen und Handgelenke, für Becken, Knöchel, Steißbein und den Kiefergelenkskomplex.

Nachdem die Sitzung beendet ist, bekommt der Klient Empfehlungen für die Nachsorge. Darin wird grundsätzlich beschrieben, dass der Körper des Klienten für einige Tage einen Reorganisationsprozess durchläuft und dass er sich während dieser Zeit erholen und nicht zu sehr anstrengen sollte. Dem Klienten wird darüber hinaus empfohlen, täglich spazieren zu gehen und genügend Wasser zu trinken, um einerseits das lymphatische System zu drainieren und andererseits die Muskulatur dabei zu unterstützen, schnell in ein stabiles Gleichgewicht zurückzukehren (siehe *In Balance bleiben*).

Obwohl es für den Klienten so aussieht, als wäre die Sitzung sehr einfach, noninvasiv und sanft, sind die Ergebnisse nichtsdestoweniger sehr überraschend und oft wie ein Wunder. Der Therapeut hingegen erwartet diese Ergebnisse, da Verlässlichkeit eine der herausragenden Eigenschaften der NST-Technik ist.

Eine Frage wird oft gestellt: „Wird NST diesen oder jenen Zustand heilen?" Die Antwort ist ehrlicherweise immer die Gleiche: *NST wird nichts heilen! Es ist lediglich ein Prozess, der dem Körper ermöglicht, sich selbst zu regulieren, und innerhalb dieses Prozesses werden viele Symptome verschwinden.* Das wiederum bedeutet, dass die Symptome ursprünglich das Ergebnis oder ein Produkt von sich im Körper befindlichen komplexen muskulären Blockaden gewesen sind.

Während sich dies wie ein semantischer Diskurs anhört, ist es sehr wichtig, den Unterschied zu anderen Ansätzen zu erkennen. NST steht synonym für *kontextuelle Heilung* – eine verloren ge-

gangene Kunst, die in unserer Zeit in vielfältiger Form wieder er-
steht und bei Therapeuten und Klienten an Popularität gewinnt.
Ein anderes wohl bekanntes Beispiel für kontextuelle Heilung ist
die Homöopathie. Interessanterweise wurde NST mehrfach als
taktile Homöopathie bezeichnet.

Übrigens: Unter bestimmten Bedingungen reorganisiert sich
der Körper automatisch durch einen Energiesparmechanismus,
den man „biologische Adaptation" nennt und der durch das
stärkste aller Programme gesteuert wird: den Überlebensmecha-
nismus.

Geschichte

Die Ursprünge der Neurostrukturalen Integrationstechnik reichen
zurück in die 1950er-Jahre nach Geelong, Victoria, Australien,
als der Osteopath Tom Bowen sie zu entwickeln begann und sie
zu dieser Zeit einfach als „Bindegewebstherapie" bezeichnete.
Seine Arbeit beruhte zuerst auf Ideen, die er bei anderen Na-
turheilkundigen (wie bei dem berühmten Ernie Saunders aus
Footscray, Australien) gelernt hatte, auf der traditionellen chine-
sischen Medizin und der therapeutischen Massage.

Bowen verbesserte und erweiterte sehr schnell das Gelernte
durch seine ungewöhnliche und einzigartige Fähigkeit, den Körper mit seinen Händen und Fingern zu „scannen" (dt. abtasten)
und dabei in fast unglaublicher Weise Blockaden und Einklem-
mungen im Nerven- und Muskelsystem aufzuspüren.

Darüber hinaus machte er die enorm wichtige Entdeckung,
dass ungewöhnliche Beziehungen zwischen bestimmten Gesund-
heitsproblemen, mit denen Klienten zu ihm kamen, und entspre-
chenden muskulären Dysfunktionsmustern wiederholt auftraten.
Diese Kombination, gepaart mit der starken Motivation, Lösungen zu finden und seinen Mitmenschen zu helfen, führte zu Jahren des Experimentierens und intensiver klinischer Forschung, an
deren Ende die Entwicklung seines einzigartigen Systems stand.

Bowen erregte Aufsehen damit, selbst unheilbar Kranken zu helfen und zumeist sehr schnell Lösungen bei scheinbar unlösbaren Fällen zu finden. Manche bezeichneten ihn als Wunderheiler. Offensichtlich verfügte Bowen über geniale Fähigkeiten, die zur Entwicklung seiner einzigartigen Arbeit führten.

Bemerkenswert ist die Tatsache, dass ihm eine Untersuchung seiner Arbeit (von Seiten der australischen Regierung im Jahre 1975) jährlich 13.000 behandelte Patienten bescheinigte. In der Blüte seiner beruflichen Laufbahn behandelte er 100 Klienten täglich. Seine Methoden waren zu dieser Zeit so einfach und effektiv, dass es ihm gelang, die meisten Probleme in nur zwei bis drei Sitzungen aufzulösen.

Interessanterweise beschränkte sich seine Arbeit nicht ausschließlich auf Menschen. Er arbeitete regelmäßig mit Pferden und anderen Tieren und erzielte mit ihnen ebenso hervorragende Ergebnisse.

Während seiner ungefähr 30-jährigen klinischen Laufbahn hat Bowen nur eine kleine Anzahl ausgewählter Personen (insgesamt sechs) in seiner Technik unterrichtet, von denen einige noch heute in Australien praktizieren.

Nach seinem Tod 1982 tauchten Interpretationen seiner frühen Arbeit auf, die seit dieser Zeit in verschiedenen Massagegruppen und anderen Anwenderkreisen in Gebrauch sind.

Ab 1991 übernahm der australische Autor dieses Büchleins, Michael J. Nixon-Livy, die herausfordernde Aufgabe, Bowens fortgeschrittenere Arbeit zu entschlüsseln. Bis zu dieser Zeit waren diese Grundlagen des Werkes Arbeit nur einer exklusiven Personengruppe bekannt. Im Jahr 1995 hatte Nixon-Livy seine Nachforschungen abgeschlossen und aus Bowens fortgeschrittenen Prinzipien ein System zusammengestellt, das jetzt einfach zu erlernen ist und dabei die gleiche Effektivität und Kraft hat wie bei Bowen selbst. Dieses fortgeschrittene System ist heute als Neurostrukturelle Integrationstechnik (NST) bekannt.

Gesundheitszustand und Anwendungen

Da die Neurostrukturelle Integrationstechnik ein kontextueller Heilungsansatz ist, kann sie bei allen möglichen sich manifestierenden Beschwerden angewendet werden. Dies bedeutet nicht, dass jeder Zustand auf dieselbe Weise reagiert. Fortgeschrittene degenerative Leiden bedürfen oft eines vielschichtigeren Ansatzes, bei dem die Neurostrukturelle Integrationstechnik einen bedeutenden Teil ausmachen kann. Die folgende Liste zeigt Symptome, die regelmäßig als Reaktion auf eine NST-Sitzung verschwinden:

- Kraniale, Kiefergelenks- (TMG-), Zahn- und Seh-Probleme
- Nackenprobleme, einschließlich Schleudertrauma
- Kopfverletzungen und -schmerzen, einschließlich Migräne
- Rückenprobleme im Lumbal- und Thorakalbereich
- Schulter- und Armprobleme
- Beinprobleme, einschließlich Probleme der Kniesehnenmuskelgruppe, der Knie und der Fußknöchel
- Ischias- und Beckenprobleme
- Unfall- und Sportverletzungen (akute und chronische)
- Muskuloskelettale Dysfunktionen, Rheuma, Arthritis und Fibromyalgie
- Verdauungs- und Darmbeschwerden sowie Miktions- (Harnlass-) Störungen
- Atmungsprobleme, einschließlich Asthma, Sinusitis, Bronchitis
- Menstruationsprobleme, Probleme der Reproduktionsorgane und in der Menopause
- Koliken bei Babys, gastrischer Reflux (Sodbrennen) und Stillprobleme
- Akute und chronische Müdigkeit
- Stresszustände, emotionale Depressionen und Lernschwierigkeiten.

Während die oben aufgeführten Beschwerden diejenigen sind,

die am unmittelbarsten auf eine NST-Sitzung ansprechen, gibt es viele weitere Beschwerden, die positiv reagieren – selbst bei Leiden wie Parkinson, multiple Sklerose, fortgeschrittenen degenerativen Erkrankungen und chronischem Müdigkeitssyndrom, um nur einige zu nennen, kann NST eine große Hilfe bedeuten. Der Autor hat dazu eine Reihe von Fallstudien dokumentiert.

Typischerweise sind die Ergebnisse bei Klienten mit Rückenschmerzen extrem gut und es bedarf nur einiger weniger Sitzungen, um einen dauerhaft guten Zustand zu erreichen. Internationale Statistiken, die zurzeit durchgeführt werden, zeigen verlässlich, dass in der allgemeinen klinischen Arbeit 80 – 85 % der Klienten nur zwei bis drei Sitzungen für eine dauerhafte Verbesserung ihrer Beschwerden benötigen. Ungefähr 10 – 15 % der Klienten benötigen vier bis sechs Sitzungen für eine dauerhafte Stabilisierung, während 5 % typischerweise an fortgeschrittenen degenerativen Erkrankungen leiden, die eine regelmäßige Behandlung benötigen. Sitzungen werden normalerweise im Abstand von ein bis zwei Wochen angesetzt, abhängig von persönlichen Umständen.

Fallstudien

Ein acht Jahre altes Mädchen kam in die Praxis mit Koordinationsbeschwerden, Skoliosebecken, muskulären Wahrnehmungsstörungen und schwerem binokularem Strabismus (beidseitigem Schielen) – besonders bei Müdigkeit. Das Kind hatte zuvor die bestmögliche medizinische Behandlung erhalten. Nach der ersten NST-Sitzung sagte das Kind, es fühle sich „anders", nach der zweiten Anwendung konnte sie ihren Roller fahren und die Treppen hoch und herunter laufen – etwas, das sie zuvor nicht ohne fremde Hilfe machen konnte. Zum ersten Mal in ihrem Leben hatte sie Muskelkater, nachdem sie sich angestrengt hatte. Nach der dritten NST-Behandlung stellte ihr Physiotherapeut fest, dass ihr Skoliosebecken sowie die relevanten Punkte am Schulterblatt jetzt gerade ausgerichtet waren. Zur gleichen Zeit verbesserte sich die Muskelkoordination so weit, dass sie sogar einen Purzelbaum schlagen konnte. Nach der vierten NST-Sitzung – unglaublich, aber wahr – stellte der Augenarzt fest, dass das Kind nicht länger schielte. Der Test wurde sogar durchgeführt, als das Kind ziemlich müde war; es kam gerade von der Schule. Sie macht weiterhin Fortschritte. (Berichtet von Dr. Michaela Brückmann, Düsseldorf)

David S., ein 30 Jahre alter Buchhalter, klagte über Schmerzen im unteren Rückenbereich, die seit 11 Jahren anhielten, aufgrund einer Verletzung, die er sich beim Fußballspielen zugezogen hatte. Obwohl er der ersten NST-Behandlung sehr skeptisch gegenüberstand, gab er in den folgenden Tagen zu, sich zu 80 % besser zu fühlen: „Ja klar, ich fühle mich viel besser, aber wie können solche leichten Bewegungen an meinem Körper mir so viel Erleichterung verschaffen?" Sein zweiter Besuch überzeugte ihn, da er jetzt absolut schmerzfrei war. (Berichtet von Pam Bolger, Melbourne, Australien)

Eine 61 Jahre alte Frau kam in die Praxis mit einer langen Geschichte chronischer Verspannungen in den Schultern, schweren, wöchentlich wiederkehrenden Migräneattacken und chronischer Schlaflosigkeit. Sie hatte zuvor allopathische Medizin, Osteopathie, Massage, Akupunktur und, wie sie sagte, „alles Mögliche" ausprobiert. Sie kam mit einer etwas skeptischen Haltung zur Behandlung, da alles andere ihr nur zeitweilig Linderung verschafft hatte. Nach der ersten Sitzung konnte sie besser schlafen und die Verspannungen in ihren Schultern waren verschwunden. Außerdem hatte sie über eine Woche lang keine Migräneattacke. Nach der zweiten Sitzung war ihr Energieniveau sehr gut, sie war schmerzfrei und fühlte sich „wunderbar". Bis heute brauchte sie keine weitere Sitzung. (Berichtet von Judith Smale, Frankreich)

Eine 37 Jahre alte Frau kam mit chronischen lumbalen Rückenschmerzen, extremen bilateralen Verspannungen in den Gesäßmuskeln und chronischen Nacken- und Schulterschmerzen in die Praxis. Diese komplexen Beschwerden traten schon seit sechs Jahren auf und verschlimmerten sich zusehends. Alle vorangegangenen Behandlungsversuche mit Chiropraktik, Osteopathie, Massage und Allopathie brachten nur eine zeitweilige Besserung. Sie spürte, dass sich ihr Zustand besonders bei erhöhtem Stress verschlimmerte. Als Ergebnis eines Fahrradunfalls, den sie kürzlich hatte, verschlechterte sich ihr Zustand in so einem Maße, dass sie fast nicht mehr in der Lage war zu gehen oder Dinge aufzuheben.

Nach der ersten NST-Sitzung bemerkte sie, dass es ihr möglich war, freier zu gehen, und dass sie wieder in der Lage war, Dinge zu heben. Sie schätzte, dass ihr Nacken- und Rückenschmerz, obwohl er nicht gänzlich verschwunden war, sich um 70 % verbessert hatte.

Darüber hinaus verschwand der Schulterschmerz, der für lange Zeit vorhanden gewesen war, auf für sie mysteriöse Weise vollständig. Sie bemerkte außerdem einen vorübergehenden Schmerz in ihrer linken Hüfte (eine klassische NST-Reaktion). Ihre Energie befand sich auf einem Niveau, das sie ihrer Erinnerung nach zuletzt als Teenager gehabt hatte. Diese Verbesserungen wurden nach vier Tagen erreicht. In dieser Zeit hatte sie milde Rückfälle und ein leichtes Wiederauftreten der lumbalen Rückenschmerzen.

Nach Beendigung der zweiten Sitzung (sieben Tage nach der ersten Sitzung) konnte sie sich völlig unbeschwert und fast symptomfrei bewegen. Nach weiteren 14 Tagen nach ihrer zweiten Sitzung wurde die dritte Sitzung durchgeführt, die nur 20 Minuten dauerte und bei der nur kleine Korrekturen gemacht wurden. Nach zwei Monaten ist sie auch weiterhin schmerz- und symptomfrei. (Berichtet von Tamaras Farris, Physiotherapeut, Texas, USA)

Ein 55 Jahre alter Mann kam mit chronischer Verstopfung, Schmerzen im Darmbereich, die seit zwei Monaten andauerten, Blähungen und Schwierigkeiten beim Wasserlassen in die Praxis. Er hatte außerdem wiederkehrende starke Rücken- und Stirnkopfschmerzen. Bei der Befundung zeigte sich eine schwere Kiefergelenksdysfunktion mit Berührungsempfindlichkeit und eine irreguläre Stellung des Unterkiefers mit einem Klicken im Kiefergelenk.

Nach der ersten Sitzung klagte er über die typischen Reaktionen wie Schwitzen und leichte Übelkeit, gefolgt von einer vollständigen Wiederherstellung der Darmfunktionen mit normalem Stuhlgang, entsprechender Blasenfunktion und verminderten Blähungen. Sein Energieniveau war hoch und die Kopf- und Rückenschmerzen waren nicht wieder aufgetreten.

Interessanterweise bemerkte er, dass er schärfer und klarer sehen konnte – wie seit Jahren nicht mehr; es war ein Leiden, das er bei seinem ersten Besuch zu erwähnen vergessen hatte.

Nach seiner zweiten Sitzung nach weiteren sieben Tagen war er immer noch vollständig symptomfrei und fühlte sich nach eigenen Worten „20 Jahre jünger". (Berichtet von Jacques-Louis Guignard, Osteopath, Genf, Schweiz)

Eine Frau in mittlerem Alter verspürte starke Schmerzen im Knie und hatte bereits einen Operationstermin. Nach nur einer NST-Sitzung blieb sie schmerzfrei und sagte ihre Operation ab. (Berichtet von Ulrike Steinbrenner, Heilpraktikerin, Sulz, Deutschland)

Eine 38 Jahre alte Frau hatte Morbus Menière mit den typischen dazugehörigen Symptomen wie Unwohlsein, Schwindel und wiederkehrenden Anfällen. Zusätzlich hatte sie Hörschwierigkeiten und häufige Panikattacken. Ihr Zustand bestand seit fast 20 Jahren. Bei der Befundung wurde festgestellt, dass sie eine chronische Becken- und Kiefergelenksdysfunktion aufwies.

Nach ihrer ersten Sitzung fühlte sie sich extrem müde (eine klassische NST-Reaktion) und spürte die Anzeichen einer beginnenden kombinierten Unwohlsein- und Panikattacke. Nach einigen Stunden verebbte dieses Gefühl jedoch und sie begann, ein neues Gefühl des Wohlbefindens zu spüren.

Nach drei Sitzungen war sie symptomfrei, was ihre behandelnden Ärzte vor Rätsel stellte. Sie konnte all ihre Medikamente absetzen. (Berichtet von Ron Phelan, Direktor des *Myotherapy Department* am *Gordon Institute of Technology*, Geelong, Victoria, Australien)

Ein 67 Jahre alter Mann kam mit Parkinson-Syndrom in die Praxis. Er hatte diese Krankheit seit über 18 Jahren. Er konnte nur mit Hilfe seiner Frau und einem Gehstock laufen. Er hatte einen starken, fast ununterbrochenen Tremor (Zittern) in beiden Armen.

Im Sitzen verstärkte sich das Zittern. Seine ohnehin schon kleine Statur wurde durch einen Buckel noch zusätzlich verkleinert, der das Ergebnis einer sich progressiv verschlechternder Kyphose (Dauerverbiegung) war. Sein psychischer Zustand war depressiv und entmutigt. Dieser Zustand wurde durch die Nebenwirkungen der Medikamente, die er einnahm, noch verschlimmert, denn sie führten bei ihm zu Halluzinationen und Schreiattacken.

Am Ende der 30-minütigen Sitzung war er in der Lage, allein vom Tisch aufzustehen, und er fühlte sich bemerkenswert wohl. Man konnte sehen, dass sich das Zittern merklich vermindert hatte. An diesem Abend saß er zum ersten Mal seit vielen Jahren aufrecht und war in der Lage, diese neue Haltung für die zwei folgenden Tage aufrechtzuerhalten.

Nach fünf Sitzungen brauchte er keine Gehhilfe mehr, und das Zittern trat nur noch gelegentlich und dann nur für kurze Zeit auf. Die Kyphose ist heute vollständig verschwunden und nach Angaben seiner Frau ist er wieder in einem Zustand, den sie vor zehn Jahren von ihm kannte.

Er bekommt jetzt Sitzungen im Abstand von 14 Tagen, um seinen Zustand stabil zu halten, und nimmt mittlerweile keine Medikamente mehr ein. (Berichtet von Jean Claude Pigout, Osteopath, Direktor des *Insitute CFK*, Aix en Provence, Frankreich).

Anmerkung des Autors zu diesem Beispiel: Während der oben beschriebene Parkinsonfall ein schweres Krankheitsbild darstellt, das fortlaufender Sitzungen bedarf, benötigen viele Fälle kein solch umfangreiches Behandlungsprogramm. Sie verbessern und stabilisieren sich oft in drei bis sechs Sitzungen, ohne den Bedarf einer fortlaufenden Behandlung.

Theoretisches Modell

Die zwei Regeln Bowens

Da es kein wissenschaftlich überprüfbares theoretisches Modell gibt, das erklärt, warum Bowens Arbeit so verlässlich wirkt, sind wir auf Beobachtungen und gesunden Menschenverstand angewiesen, um zu brauchbaren Richtlinien für die NST-Behandlung zu kommen. Bowen bestand immer auf zwei einfachen Regeln, die alle bestätigten, die Erfolg mit seiner Methode hatten:

- Beseitigen Sie alle muskulären Kompensationen und unregelmäßigen Spannungen, so dass beide Körperseiten gleich sind.
- Vergewissern Sie sich, dass der „Rhythmus des Körpers" sich wieder im Gleichgewicht befindet.

Während diese beiden Regeln einfach und ohne wissenschaftliche Relevanz zu sein scheinen, können wir, wenn wir sie etwas analysieren und moderne anatomische und physiologische Einsichten anwenden, einige interessante Tatsachen entdecken: über die allgemeine Funktionsweise des Körpers und über das zugrunde liegende Modell, nach dem diese Technik entwickelt wurde.

Kraniosakrale Überlegungen

Wenn wir uns als Erstes ansehen, wie wir alle unsere biologische Existenz begonnen haben, müssen wir nicht weiter sehen als bis zu dem Punkt, wenn ein Spermium ein Ei befruchtet.

Die Wissenschaft weiß seit mehreren Dekaden, dass in dem Moment, in dem ein Spermium ein Ei befruchtet, eine winzige elektrische Ladung im Ei entsteht, die einen positiven und einen negativen Pol erzeugt und die messbar ist. Interessanterweise gibt es entlang des Eis eine direkte kommunizierende Verbindung zwischen dem positiven und negativen Pol, die zugleich eine sehr spezifische Kommunikationsachse darstellt. Der Impuls oszilliert in rhythmischer Weise entlang dieser Achse mit einer ungefähren Rate von 9 – 18 Zyklen pro Minute.

Während die Embryonalentwicklung mit Hilfe rasanter Zellteilungen fortschreitet, bleibt der Rhythmus entlang der Kommunikationsachse konstant. Wenn wir weiterhin den verschiedenen Entwicklungsstadien des Embryos bis hin zum Fötus folgen, entdecken wir noch etwas weitaus Interessanteres: Das positive Ende des Pols befindet sich am oberen Ende des Kraniums, während sich der negative Pol am untersten Ende der Rückgrates befindet. Wichtig dabei ist, dass die Achse nun dem Weg der Wirbelsäule folgt. Offensichtlich gibt es eine starke energetische Verbindung zwischen dem Steißbein, dem Kranium und der Wirbelsäule, da der Impuls zwischen diesen beiden Enden des Körpers oszilliert.

Bei den verschiedensten Behandlungsmethoden (wie bei der kraniosakralen Therapie, der Osteopathie und der Angewandten Kinesiologie) wird dieser Puls als „primärer respiratorischer Mechanismus" oder als „primärer respiratorischer Rhythmus" bezeichnet. Erst im Tod hört der Rhythmus auf.

Bowen konnte erkennen, wann der Rhythmus wieder in den Normalzustand zurückkehrte, und benutzte dies als seinen Anhaltspunkt. Dr. William Sutherland, der als Erster das kraniosakrale System fand, hielt diesen Rhythmus für fundamentaler und für wichtiger als selbst die Atmung. Dieser primäre respiratorische Mechanismus befindet sich im Zentrum unseres Körpers (Zentralnervensystem) und unseres Wesens und ist nach Sutherland der Quell unseres Lebens.

Beide waren sich einig, dass einzelne Bereiche des Körpers dennoch blockiert sein konnten – unabhängig vom Hauptrhythmus, der sich hauptsächlich zwischen dem Schädel und dem Steißbein bewegt. Daraus kann man schließen, dass, wenn man versucht, den Rhythmus zu finden, ihn in allen Teilen des Körpers spüren kann, besonders jedoch im Kopf- und Beckenbereich.

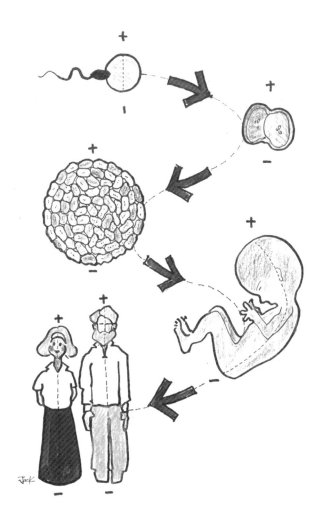

Spermium und Eizelle (Entwicklung)

© Michael Nixon-Livy

Bevor ein Säugling seinen ersten Atemzug nimmt, funktioniert der primäre respiratorische Mechanismus schon unabhängig davon. Wenn das Kind jedoch seinen ersten Atemzug nimmt, beginnt zum ersten Mal eine interne mechanische Bewegung, die den Beginn eines anderen sehr wichtigen mechanischen Rhythmusses anzeigt. Man nennt ihn den sekundären respiratorischen Mechanismus.

Vergegenwärtigen Sie sich, was geschieht, wenn das Neugeborene einatmet. Zuerst dehnt sich das Zwerchfell aus, übt Druck auf die darunterliegenden Bauchorgane aus und drückt sie in den Beckenboden. Diese Druckerhöhung im Beckenboden bewirkt ein Weiterwerden der umliegenden Beckenknochen und das Kreuzbein wird entsprechend nach hinten verschoben.

Das untere Ende der Dura mater (die zähe schlauchartige Umhüllung des Rückenmarks) ist am inneren vorderen Teil des zweiten Sakralsegments angeheftet. Der obere Teil der Dura mater hat feste Verbindungen an den Wirbelkörpern des zweiten und dritten Halswirbels, überspringt dann den Atlas und hat wieder eine feste Verbindung mit dem Foramen magnum.

Wenn sich das Steißbein als Reaktion auf die Atmung in Richtung anterior (vorn) von seiner Spitze (inferiorer Anteil) aus bewegt, bewirkt dies, das die zu 95 % unelastische Dura am Kranium zieht. Dieser Zug am Kranium bewirkt wiederum eine Flexion der Schädelknochen, was dann verschiedene Reflexe in den Schädelnähten auslöst. Dies wiederum aktiviert neurologisch eine Wiederholung des Atmungszyklusses.

So wie der primäre respiratorische Mechanismus unbehindert arbeiten sollte, gilt dies auch für den mehr mechanischen sekundären respiratorischen Mechanismus. Wenn dies nicht der Fall ist, hat das schwer wiegende Konsequenzen für den Körper und die Gesundheit der betreffenden Person.

Die Bedeutung der Muskeln

Wann immer Schmerzen oder Dysfunktionen irgendwelcher Art im Körper auftreten, können ihre Reflektionen immer in einem oder in beiden vitalen Systemen wiedergefunden werden, entweder als fehlendes Fließen oder als Restriktion. Weitere damit in Verbindung stehende Imbalancen können sich im neuromuskulären System befinden. Sie zeigen sich dabei oft als ungleiche Spannungen in den Körperseiten. Dies war Bowens bedeutender diagnostischer Ansatz bei der Befundung seiner Klientinnen und Klienten.

Interessanterweise drehte sich bei der Entwicklung von Bowens Arbeit viel um die Freisetzung und Integration des sekundären respiratorischen Mechanismusses, durch eine direkte Aktivierung und Freisetzung des Muskelsystems, das wiederum eine enge Verbindung mit ihm hat.

Ein kurzer Blick auf die integrierte Körperbalance der Neurostrukturellen Integrationstechnik wird dies unterstreichen.

Als einfaches Beispiel braucht man sich nur den Sakrospinalmuskel (Erector spinae-Muskelgruppe; die das Rückgrat streckenden Muskeln) anzusehen, um die Vielfalt der Verbindungen zu sehen, die er zu Kreuzbein, Wirbelsäule und Schädel hat. Der Sakrospinalmuskel ist eine dynamische und funktionale neuromuskuläre Brücke zwischen dem Kreuzbein und dem Schädel. Jede einseitigen oder beidseitigen Imbalancen in dieser Muskelgruppe haben einen sofortigen Einfluss auf das reibungslose Funktionieren des sekundären respiratorischen Mechanismusses und demzufolge auch auf den primären respiratorischen Mechanismus, der so direkt vom ihm beeinflusst wird. Darüber hinaus ist es sehr einfach, die daraus resultierenden Störungen in der Struktur der Person zu beobachten und zu verstehen, wie leicht dadurch Nerven eingeklemmt werden können, was wiederum zu den vielfältigsten und unvermeidbaren Muskelkontraktionen führt.

Das Beispiel des Sakrospinalmuskel ist nur eines von vielen, die man im gesamten Körper beobachten kann. Man braucht dabei nur beispielsweise an folgende Muskeln zu denken: die Unterschenkelspanner, die so genannten Adduktoren (die

„Schenkelanzieher"), den Tensor fasciae latae (Spanner der Oberschenkelfaszie; Hüftgelenksbeuger; stabilisiert das Hüftgelenk), die Sartoriusmuskeln (die „Schneidersitzmuskeln") in den unteren Extremitäten, den Latissimus dorsi (breiter Rückenmuskel), die Rhomboideen (an Schulterblatt und Halswirbelsäule), die Trapezien (ziehen Schulterblätter nach hinten, zur Mittellinie hin), die Deltoiden am Oberkörper (heben den Oberarm).

Einfache Beobachtungen wie diese lassen erkennen, wie dramatisch und unmittelbar muskuläre Imbalancen den primären und sekundären respiratorischen Mechanismus, die Integrität der Körperhaltung und die gesamte Gesundheit eines Menschen beeinträchtigen können.

Eine kleine Anmerkung: Es sind die Muskeln, die die Knochen bewegen, und nicht anders herum.

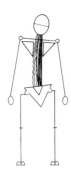

Ansicht Rückseite (von hinten nach vorn)

C-Kurve auf der schwachen Sakrospinalisseite. Schulter und Kopf erhöht; tief stehende Hüfte auf der schwachen Seite. In Bauchlage ist der schwache Sakrospinalmuskel atonisch.

© David S. Walther: Applied Kinesiology. Synopsis. Colorado: Systems DC 1988, Abb. 2.8, S. 31, mit freundlicher Genehmigung.

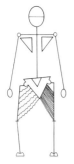

Ansicht Rückseite (von hinten nach vorn)

Linker Adduktor schwach, O-Bein (Genu varum) auf der schwachen Seite. Beckenanhebung auf der gegenüberliegenden Seite.

© David S. Walther: Applied Kinesiology. Synopsis. Colorado: Systems DC 1988, Abb. 2.10, S. 32, mit freundlicher Genehmigung.

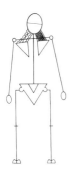

Ansicht Rückseite (von hinten nach vorn)

Schwacher linker oberer Trapezius. Schulter tiefer auf der schwachen

Seite; Kopf zeigt von schwacher Seite weg. Für gewöhnlich gibt es eine

sekundäre Verspannung auf der gegenüberliegenden Seite.

© David S. Walther: Applied Kinesiology. Synopsis. Colorado: Systems DC

1988, Abb. 2.18, S. 33, mit freundlicher Genehmigung.

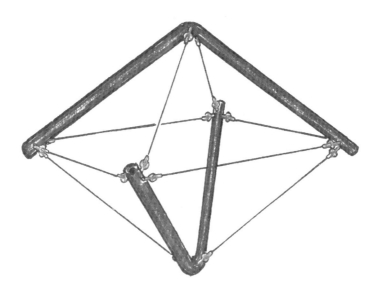

Die so genannte Tensegritätsstruktur: Gemeint ist das ausgeglichene Verhältnis zwischen
Spannung und Integrität – diese einfache Struktur zeigt klar die Beziehung zwischen Knochen
und Muskeln. Die festen Anteile entsprechen den Knochen, während die Seile den Muskeln
entsprechen. Zu bemerken ist, dass das System unter Spannung steht; es sind die Seile oder
Muskeln, die am stärksten beansprucht werden und die für die festen Anteile (die Knochen)
die strukturelle Integrität herstellen.

© Michael Nixon-Livy

Warum sind Muskeln so wichtig für unsere Gesundheit?

In seinem Buch *Körperarbeit* beschreibt Deane Juhan in eindringlicher Weise, warum die muskuläre Balance so wichtig für unsere Gesundheit ist.

Jeder Schluckvorgang, jeder Atemzug, das Verteilen jedes Bluttropfens, jedes Erforschen und Verteidigen, jede Fortpflanzung der Gattung – all das sind muskuläre Aktivitäten. Und jede Einschränkung des muskulären Systems bedeutet eine Schwächung und Behinderung des gesamten Organismusses.

Er führt das Thema weiter aus:

Keineswegs übertrieben wäre es, die Muskulatur, das beherrschende Gewebe im Tierreich, als wichtigstes Körperorgan anzusehen. Sie nimmt den größten Teil unseres Gewichts und unserer Masse ein und ist der weitaus größte Energieverbraucher. In der Regel als „lebenswichtig" geltende Organe sind aus anderer Sicht eigentlich nur viszerale Stützsysteme für Wachstum, Funktion und Versorgung der Muskeln. Letztlich müssen sich ja diese „lebenswichtigen Organe" – Lungen, Herz, Magen, Leber, Darm, diverse kleine und große Drüsen etc. – dem Aktivitätsniveau der Muskeln anpassen und nicht umgekehrt.

Deane Juhan kommt weiter zu dem folgenden Schluss:

Und wenn wir daran denken, dass ein chronisch verspannter Muskel genauso hart arbeitet und ebenso gut versorgt werden muss wie ein aktiv trainierter Muskel, der eine echte Arbeit verrichtet, dann wird begreiflich, warum und wie muskuläre Verspannung eine solch große und diffuse Rolle für unsere körperliche und geistige Gesundheit spielt. Dann ist auch nicht schwer zu verstehen, warum Körperarbeit, die erfolgreich chronischen und Kraft vergeudenden Muskelkontraktionen entgegenwirkt, in unseren körperlichen Abläufen, Gefühlen und Verhaltensweisen soviel zu einem Wandel zum Besseren beitragen kann.

Muskeln machen ungefähr 80 % unserer Körpermasse aus und sind bei weitem die größten Energiekonsumenten im Körper. Es sind die Muskeln, die die Führung innehaben und von den Organen die Energieproduktion anfordern, die sie für die Aufrechterhaltung ihrer Aktivitäten benötigen. Bei allen therapeutischen Bemühungen sollte man konsequenterweise immer auf die enge Beziehung zwischen Muskeln und Organen achten und sie nicht auf Kosten des Klienten unterschätzen.

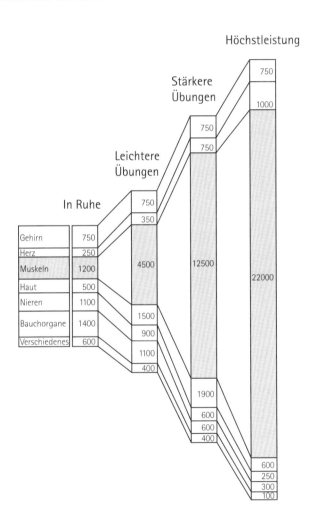

Der Fenn-Effekt: Warum sind Muskeln so wichtig für unsere Gesundheit?
© Michael Nixon-Livy

Dieses Diagramm des Fenn-Effektes zeigt im Vergleich den Energieverbrauch von Muskeln und anderen Teilen des Körpers. (Die Zahlenangaben geben den Blutfluss zu den Mitochondrien in Millilitern pro Sekunde an. Mitochondrien sind die Kraftwerke der Zelle, die Substrate in Energie umwandeln.) Wenn neuromuskuläre Kompensationen vorhanden sind, wirken diese als starke Energieverbraucher und ziehen Energie aus dem System ab. Damit stehen weniger Sauerstoff und Nährstoffe für die Aktivitäten der anderen Teile des Körpers zur Verfügung.

Wenn muskuläre Blockaden im Körper vorhanden sind, ist das so, als würde man ein Auto mit angezogener Handbremse fahren. Man kann zwar mit einer bestimmten Geschwindigkeit fahren, man wird jedoch einen erhöhten Verschleiß haben, ein Vielfaches an Energie verbrauchen und potentiell Schäden verursachen.

Wenn man diese muskulären Blockaden im Körper belässt, entlädt dies buchstäblich unsere Lebensbatterien. In einem solchen Zustand kann es sein, dass wir an jedem Kalendertag die wertvolle Lebensenergie von zwei Tagen verbrauchen. Dies bedeutet nicht nur einen Energiemangel und eine Vielzahl von wiederkehrenden beschwerlichen Symptomen, sondern dies wird uns krankheitsanfällig machen und uns vorzeitig altern und sogar sterben lassen.

Ein muskuläres System, das sich in einem ausgeglichenen Zustand befindet, hat ein im gleichen Maße ausgeglichenes Organsystem. In diesem Zusammenhang ist die Wichtigkeit von regelmäßiger Bewegung zu betonen (siehe *In Balance bleiben*, nächstes Kapitel).

Die Vorteile von NST, gegenüber anderen Systemen mit der gleichen Zielsetzung, sind mittlerweile vielleicht klarer geworden. Wenn wir den primären und sekundären respiratorischen Mechanismus mit einer spezifischen Abfolge von Freisetzungen ausgleichen und das neuromuskuläre System ausbalancieren, werden wir lang anhaltende Verbesserungen erzielen.

In Balance bleiben

Zwei häufige Missverständnisse

Während vieler Jahre meiner praktischen Arbeit habe ich eine Unmenge Klienten erlebt, die nach einer NST-Behandlung zwei Missverständnisse hatten:

1. Sie meinten, sich nach Abklingen ihrer Symptome in einem guten Gesundheitszustand zu befinden und damit so gesund wie nur möglich zu sein.

2. Sie meinten, da jetzt ihre Symptome verschwunden seien, könnten sie so weitermachen und alles würde so bleiben wie bisher.

Bei dieser Denkweise gibt es einige größere Probleme, die, wenn man nicht umdenkt, zu unnötigen (und vermeidbaren) Konsequenzen führt.

Schön, dass es Autos gibt, da es ohne sie viel weniger Analogien gäbe, mit denen man das Funktionieren des Körpers beschreiben kann: Wir alle wissen, dass Autos Kraftstoff brauchen – nicht irgendeinen Kraftstoff, sondern einen sehr speziellen. Ansonsten wird der Wagen nicht besonders gut laufen und vielleicht sogar mit einem Motorschaden liegen bleiben.

Wir alle wissen auch, dass Autos gefahren werden müssen. Wenn sie zu lange nicht genutzt werden, beginnen sie innen und außen zu rosten, sehen schrecklich aus und lassen sich nur schwer starten, geschweige denn tatsächlich benutzen.

Da wir unseren Planeten mit den Autos teilen, ist es nicht verwunderlich zu entdecken, dass wir Menschen ähnliche Grundbedürfnisse haben, um uns wohl zu fühlen und zu funktionieren.

Erstens brauchen wir Kraftstoff und zwar nicht irgendeinen, sondern einen ganz speziellen. Ansonsten werden wir auf Dauer Mangelerscheinungen bekommen, die mit aller Wahrscheinlichkeit zu einer von vielen tausend möglichen Beschwerden führen werden. In den USA wird geschätzt, dass 70 % der Arztbesuche direkte Auswirkungen eines ernährungsbedingten Mangelzustandes sind.

Bedenken Sie bitte, das unser Körper jeden Tag 60 Mineralien, 16 Vitamine, 12 Aminosäuren und 3 Fettsäuren benötigt, um fit zu bleiben. Und da die meisten Menschen in der westlichen Welt gewöhnlich bestenfalls 25 % dieser Stoffe zu sich nehmen, ist es nicht erstaunlich, dass wir als Ergebnis dieser besonderen ernährungsbedingten Mangelzustände mit steter Regelmäßigkeit eine Unmenge an Symptomen manifestieren.

Niemals zuvor in der Geschichte gab es einen solchen Überfluss an Nahrungsmitteln auf dem Planeten, und niemals zuvor in der Geschichte waren unsere Nahrungsmittel so denaturiert und fehlt es an spezifischen Nährstoffen in der Nahrung.

Der Grund dafür ist recht einfach: Die moderne Landwirtschaft hat den Zweck, die Profite der Bauern zu maximieren, während fundamentale biologische Bedürfnisse der menschlichen Existenz ignoriert werden. Die Regierungen, die solche Praktiken unterstützen, sind in größerem Maße dafür verantwortlich als die Bauern. Was aber können Regierungen tun, wenn sie auf die finanziellen Zuwendungen großer multinationaler Firmen angewiesen sind, die enorme Profite damit erwirtschaften, dass letzten Endes Menschen krank werden. Einige Pharmamultis sind dafür gute Beispiele.

Andere Gründe für den geringen Nährstoffgehalt in unseren Nahrungsmitteln sind zum Beispiel übermäßiges Raffinieren, Prozessieren und Überhitzen, übermäßiger Gebrauch künstlicher Zusatzstoffe und Konservierungsmittel sowie praktische, aber ungesunde Verpackungen. Diese Liste könnte man noch weiterführen.

Zweitens: So wie ein Auto Wasser braucht, um nicht zu überhitzen und stehenzubleiben, so brauchen auch wir es. Die Gründe des Menschen für einen über den Tag verteilten geregelten Wasserhaushalt sind jedoch bei weitem komplexer.

Wasser ist von entscheidender Bedeutung bei fast allen körperlichen Funktionen, die uns in den Sinn kommen. Die Systeme, bei denen Wasser unverzichtbar ist, sind das lymphatische, muskuläre, vaskuläre, endokrine System, das Nervensystem, das Verdauungssystem, die Harnwege sowie das Immun- und das respiratorische System.

Des Weiteren spielt Wasser eine entscheidende Rolle bei der strukturellen Gesundheit der Wirbelsäule selbst, indem es die Bandscheiben hydratisiert, so dass sie ein entsprechendes Maß an hydrostatischem Druck aufweisen. Dies ist besonders wichtig im Hinblick auf die Vorbeugung degenerativer Wirbelsäulenerkrankungen. Das wiederum ermöglicht dem sekundären respiratorischen Mechanismus seine fließenden Bewegungen (siehe *Theoretisches Modell*), die so wichtig sind für sein optimales Funktionieren und die Gesundheit des gesamten Körpers.

Eine fortgesetzte Unterversorgung des Körpers mit Wasser kann zu einer Vielzahl von Symptomen führen und uns anfällig für ernstere Erkrankungen machen. Dies geschieht durch die Schaffung eines negativen biochemischen Umfeldes im Körper, das Viren und Bakterien begünstigt und letztendlich Degeneration fördert (siehe *Literatur Batmanghelidj*).

Drittens: So wie Autos wollen auch wir bewegt werden, sonst können wir nicht mehr funktionieren. Ein australisches Sprichwort sagt „If you don't use it you'll loose it" (dt. "Was man nicht nutzt, verliert man") und trifft auch auf den menschlichen Körper zu.

Zurückblickend auf unsere evolutionären Fortschritte als eine Spezies, können wir sehen, dass wir uns über unzählige Millennien hinweg auf unseren Überlebensinstinkt und unsere Anpassungsfähigkeit verlassen konnten, die aus einer intensiven Auseinandersetzung mit unserer Umwelt resultierten, in der wiederum wir uns zumeist als Jäger und Sammler bewegten.

Die wichtige Schlussfolgerung für unseren Körper ist, dass *wir für Bewegung geschaffen sind!* Eine weitere Schlussfolgerung ist, dass unsere Kraft, unsere Vitalität und unsere Gesundheit so eng damit verbunden ist, dass, wenn wir uns nicht entsprechend bewegen, wir den körperlichen Verfall durch Schwächung der Muskulatur und vorzeitiges Altern und Sterben buchstäblich beschleunigen (siehe Deane Juhan im Kapitel *Theoretisches Modell*).

Die Wohltaten regelmäßiger Bewegung sind fast endlos. Einige prinzipielle Vorteile sind eine höhere Vitalität, Ausdauer

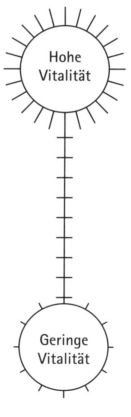

phantasievoll		aufnahmebereit
kreativ		geistig wach
gutes Gedächtnis	**Hohe Vitalität**	kraftvoller Intellekt
inspiriert		energiestrotzend
heiter		geschärfte Sinne
schnelle Heilungsfähigkeit		begeistert
körperlich stark		strahlendes Aussehen

Mattigkeit		lethargisch
Depression	**Geringe Vitalität**	müde
Schweregefühl		Schmerz und Krankheit
ungesundes Aussehen		energiearm
langsame Heilungsfähigkeit		schlechter Stoffwechsel

Hohe und geringe Vitalität © Michael Nixon-Livy

und Kraft. Unser Erinnerungsvermögen verbessert sich, wir sehen besser aus, wir fühlen uns besser und haben – durch einen erhöhten Endorphinspiegel, der sich ganz automatisch während und nach Bewegungsübungen einstellt – mehr Freude.

Zusammenfassend sind Ernährung, Wasser und körperliche Betätigung die drei essentiellen Zutaten, um eine gute Gesundheit zu erlangen, sie zu behalten und *in Balance zu bleiben*.

Auswertung der Missverständnisse

Wir können jetzt im Rückblick auf die beiden genannten Missverständnisse beginnen zu verstehen, warum es zu ihnen kommt. Lassen Sie sie uns noch einmal vertiefend betrachten:

Missverständnis 1: Viele Klienten meinen, sich nach Abklingen ihrer Symptome in einem guten Gesundheitszustand zu befinden und damit so gesund wie nur möglich zu sein.

Menschen glauben das wirklich! Weiterhin denken sie, dass der Therapeut besondere Kräfte besitzt und sie buchstäblich freispricht, sobald sie bezahlt haben. Demzufolge machen sie nach einer Behandlung weiter wie bisher, obwohl sie, wenn sie nur ein wenig dem wohlmeinenden Rat des Therapeuten folgen würden, einen ganz anderen Weg einschlagen könnten – den Weg zur echten Gesundheit (sofern es tatsächlich das ist, was sie suchen).

Eine gute Gesundheit zu haben und symptomfrei zu sein sind zwei ganz verschiedene Dinge!

Eine gute Gesundheit zu besitzen hat, wie wir gesehen haben, sehr wenig mit der Beseitigung von Symptomen zu tun – sei es nun mit Hilfe von NST oder anderen guten therapeutischen Verfahren. Gute Gesundheit ist das andauernde Ergebnis eines Lebensstiles, der sich um eine korrekte Ernährung, Hydratation (Versorgung des Körpers mit Wasser) und Bewegung bemüht.

Eine kleine Anmerkung: Spirituelle, emotionale, auf die Freizeit bezogene oder ähnliche Erwägungen fließen hier, obwohl wichtig, nicht mit ein und werden später miteinbezogen werden.

Symptomfrei zu sein ist zweifellos ein anzustrebendes Ergebnis guter therapeutischer Arbeit, und es mag ein erster Schritt hin zu einem guten Gesundheitszustand sein. Keinesfalls jedoch ist es ein Zeichen für gute Gesundheit selbst.

Keine Technik, wie gut sie auch immer sein mag, kann die Wahl eines schlechten Lebensstils wettmachen.

Es ist nahezu lebenswichtig, dass professionelle Therapeuten ihre Klienten über diesen wichtigen Unterschied zwischen Symptomfreiheit und einem guten Gesundheitszustand aufklären. Der Therapeut kann dann eine Reihe von Vorschlägen machen (einschließlich der Überweisung an einen anderen Kollegen, wenn nötig), mit Hilfe derer die Klienten ihre gesundheitliche Situation verbessern können, *sofern das ihr Ziel ist.*

Missverständnis 2: Obwohl es sich in etwa so anhört wie Punkt eins, sollte man es doch mit einer leicht anderen Gewichtung betrachten: Viele Klienten meinen, da jetzt ihre Symptome verschwunden seien, könnten sie so weitermachen und alles würde so bleiben wie bisher.

Vor Jahren, besonders in den frühen Tagen, bevor ich ein wenig „weiser" und weit blickender geworden bin, sind Klienten zurück in meine Praxis gekommen und sagten: „Herr Doktor, das haben Sie großartig hinbekommen, besonders zu Anfang ist der Schmerz für zwei Wochen komplett verschwunden. Dann aber ist er zurückgekommen. Haben Sie vielleicht etwas vergessen zu tun oder können Sie mich dieses Mal etwas besser behandeln?"

Aus übertriebenem Engagement tat ich mein Möglichstes, um dem nachzukommen. In einigen Fällen wiederholte sich das – wieder und wieder. Eines Tages ging mir dann ein Licht auf. Es lag nicht an meiner Therapie, die war sogar sehr gut. Das Problem beruhte darauf, dass die betroffenen Personen zu ihren alltäglichen Verrichtungen zurückkehrten und genau das taten, was ihre Probleme ursprünglich hervorgerufen hatte.

Einige hatten Rückenprobleme und schliefen auf derselben durchgelegenen Matratze, in der sie seit 20 Jahren schliefen, oder kehrten an ihren Arbeitsplatz zurück und saßen dort wieder unzählige Stunden, ohne sich zu bewegen. Andere, so erfuhr ich, gingen zurück nach Hause und tranken auch weiterhin zu wenig Wasser und aßen Dinge, die zu wenig Vitamine und Mineralien enthielten. Sie gerieten dadurch in einen Zustand, in dem es unmöglich war, die von mir durchgeführten Korrekturen aufrechtzuerhalten. Noch andere gingen zurück nach Hause oder zur Arbeit und waren erneut einem hohen Stressniveau ausgesetzt oder mit emotionalen Problemen konfrontiert. Hierbei verbrauchten sie eine Menge an „Reserveenergie" und brachten ihr muskuläres System in kürzester Zeit auf Hochspannung.

Viele lebten mit einer Kombination all dieser Umstände und fragten sich noch immer, was der gute Doktor wohl falsch gemacht haben könnte.

Meine Klienten sabotierten unwillentlich die Arbeit, für die sie bezahlt hatten und die ich gemacht hatte. Die Lösung war am Ende klar. Ich musste zu Beginn der allerersten Sitzung die richtigen Fragen stellen. So konnte ich dann sinnvolle und hilfreiche Empfehlungen bezüglich der Nachsorge geben, so dass zumindest meine Klienten wussten, was sie nicht tun sollten. Falls sie wählen sollten, darauf nicht zu achten, war es zumindest klar, dass es weiterer Sitzungen bedurfte, um ihre Symptome zu beheben. Wichtig dabei war, dass ich zu ihnen sagen konnte: „Es steht Ihnen frei zu wählen; es ist Ihre Wahl!"

Es lohnt sich, dies noch einmal zu betonen: *Keine Technik, wie gut sie auch immer sein mag, kann die Wahl eines schlechten Lebensstils wettmachen.*

Das folgende Diagramm verdeutlicht noch einmal den beschriebenen Sachverhalt.

Die Gesundheit bestimmt die Lebensqualität und die Lebensspanne.
Ob nun darüber gesprochen wird oder nicht, das ist es, wonach jeder Klient fragt und was er instinktiv wünscht.

Die Funktion bestimmt die Gesundheit.
Wenn sich die körperlichen Funktionen auf Dauer in homöostatischen Grenzen bewegen, dann werden normalerweise Gesundheit und Vitalität folgen.

NST ist nur ein Eingriff in die Struktur.

Die Struktur bestimmt die Funktion.
Wenn die Struktur sich im Gleichgewicht befindet, werden alle Systeme fließend funktionieren.

Der Lebensstil bestimmt die Struktur.
Physikalische Faktoren, emotionale Faktoren, ernährungsbedingte Faktoren, spirituelle Faktoren – alle haben einen gemeinsamen Einfluss auf die Struktur.

Die Auswahl bestimmt den Lebensstil.
In den meisten Fällen haben wir eine Wahl, Dinge zu tun, die für uns gesund, krank machend oder irgendein Zustand dazwischen sind.

Die Wahl des Lebensstils
© Michael Nixon-Livy

Was ist zu tun – die einfache Lösung

Es gibt drei einfache Empfehlungen bezüglich Ernährung, Wasser und *Bewegung*, die ich meinen Klienten über die Jahre gegeben habe und die buchstäblich die Lebensqualität von vielen vielen Menschen verändert haben.

Ernährung

Es gibt zwei grundsätzliche Ernährungsempfehlungen. Sie sind einfach zu befolgen, erhöhen die Energie und Vitalität, verbessern die Lebensqualität und funktionieren immer.

Als erstes sollte unsere Nahrung ein Säure-Basen-Verhältnis von ungefähr 70 % basischen Nahrungsmitteln und 30 % säurebildenden Nahrungsmitteln aufweisen. Mit diesem Verhältnis wird der pH-Wert des Körpers bei ungefähr 7,4 liegen.

Mit diesem Verhältnis ist es dem Körper möglich, auf biochemischer Ebene Balance zu halten und ein gesundes Milieu für den optimalen Ablauf einer Vielzahl von Stoffwechselvorgängen zu schaffen. Weiterhin wird dadurch der Harnsäurespiegel in einem gesunden Rahmen gehalten, was es wiederum dem Körper ermöglicht, andere Stoffwechselschlacken leichter auszuscheiden. Das Ergebnis davon ist einfach ein besserer allgemeiner Gesundheitszustand.

Dies bedeutet, dass 70 % unserer Nahrung aus Früchten und Gemüsen bestehen sollte und die restlichen 30 % aus Proteinen und komplexen Kohlehydraten.

Klienten, die sich anders ernähren, empfehle ich eine eher allmähliche Umstellung, anstelle eines drastischen Wechsels, was sonst zu körperlicher und auch psychologischer Unruhe führen kann. Die durchschnittliche Umstellungszeit dauert ungefähr zwei Monate.

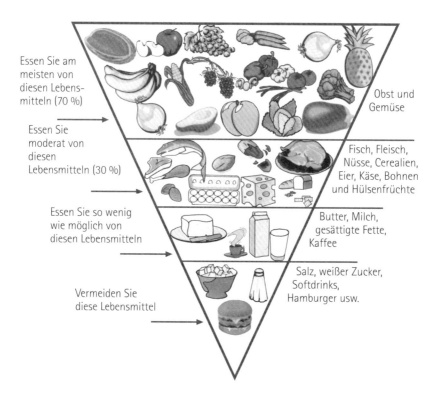

Essen Sie am
meisten von
diesen Lebens-
mitteln (70 %)

Obst und
Gemüse

Essen Sie
moderat von
diesen
Lebensmitteln (30 %)

Fisch, Fleisch,
Nüsse, Cerealien,
Eier, Käse, Bohnen
und Hülsenfrüchte

Essen Sie so wenig
wie möglich von
diesen Lebensmitteln

Butter, Milch,
gesättigte Fette,
Kaffee

Vermeiden Sie
diese Lebensmittel

Salz, weißer Zucker,
Softdrinks,
Hamburger usw.

Halten Sie die allgemeinen Lebensmittelgruppen im Gleichgewicht. Das ermöglicht dem menschlichen Organismus schädliche Säuren in Schach zu halten sowie die Schaffung hoher Vitalität.

© Michael Nixon-Livy

Als Zweites sollte unsere Nahrung mit speziellen Nährstoffen angereichert werden. Ein sehr wirksamer, verlässlicher und breit angelegter Ansatz, der auf fast alle Menschen zutrifft, ist folgender.

- Nehmen Sie ein- bis zweimal täglich 5 – 10 ml kolloidale Mineralien zu sich. Falls diese nicht zu bekommen sind, sind Mineralien in Chelatform (in organischen Verbindungen) eine gute Alternative.
- Nehmen Sie ein- bis zweimal pro Tag eine Multivitamintablette oder -kapsel ein (wenn möglich mit gleich bleibender Freisetzung der Wirkstoffe während des ganzen Tages), die auch Aminosäuren und Antioxidantien enthält.
- Nehmen Sie ein- bis zweimal pro Tag 5 – 10 ml qualitativ hochwertiges Öl zu sich, das essentielle Fettsäuren enthält (Lachs- oder Leinsamenöl sind z. B. geeignet).

Ein kleine Anmerkung: Nehmen Sie diese Nahrungsergänzungsmittel immer während oder nach den Mahlzeiten ein.

Die oben beschriebene Anreicherung wird Sie in sehr guter Weise mit den speziellen Nahrungsstoffen versorgen.
Heutzutage kommen andauernd neue Produkte auf den Markt, und es ist verwirrend herauszufinden, welches man nun nehmen soll oder auch nicht. Es ist zumeist eine Frage von Versuch und Irrtum, um herauszufinden, was man noch zusätzlich nehmen könnte, um über die obige Empfehlung hinaus die eigene Gesundheit weiter zu verbessern. Andere Nahrungsergänzungsmittel und Nahrungsmittel, die man sicher noch in Erwägung ziehen kann sind z. B.: MSM (Methylsulfonylmethan, eine natürliche Schwefelverbindung), Spirulina, Chlorella oder andere grüne Algenprodukte, Kelp (eine Algenart, die auch als „Kombualge" bekannt ist), Apfelessig, Melasse (oder naturbelassener Zucker jeder Art), Nahrungshefen.

Wasser

Eine einfache Regel für die Wasseraufnahme besagt, dass man 5 – 10 Gläser reinen Wassers pro Tag trinken sollte. Die individuell angemessene Menge hängt in gewisser Weise von Körpergewicht, Beruf, Umwelt, Klima und Jahreszeit ab. Unabhängig davon sind fünf 250 ml-Gläser pro Tag eine gute Minimalmenge.

Eine einfache und brauchbare Weise, Ihre individuelle Trinkmenge pro Tag zu bestimmen, ist es, Ihr eigenes Körpergewicht mit 2 zu multiplizieren und das Ergebnis durch 100 zu teilen. Das gibt Ihnen die Menge in Litern an, die Sie im Allgemeinen pro Tag zu sich nehmen sollten.

Ein Beispiel: Das Körpergewicht beträgt 75 kg x 2 = 150, jetzt geteilt durch 100 = 1,5 Liter pro Tag.

Eine kleine Anmerkung: Wenn Sie abgefülltes Wasser in Flaschen benutzen, achten Sie auf das Etikett, um herauszufinden, wie hoch der Anteil der Trockenmasse ist, die das Wasser enthält. Diese Trockenmasse ist derjenige Anteil des Wassers, der als Rückstand übrig bleibt, wenn ein Liter Wasser so lange gekocht wird, bis er vollständig verdampft ist. Auf dem Etikett wird er normalerweise in mg/l (Milligramm pro Liter) angegeben. Als Trockenmasse gelten anorganische metallische Mineralien, die vom Körper nicht aufgenommen werden können. Sie sind schwer auszuscheiden und können, wenn sie über lange Zeit in den Körper gelangen, zu Gelenkproblemen und anderen Leiden führen. Je geringer die Trockenmasse, um so besser ist das Wasser. Alles unter 250 mg/l ist annehmbar. Volvic z. B. ist recht gut, aber man kann Marken mit sehr viel geringeren Werten finden. Umso höher die Werte, umso schlechter das Wasser. Alle Produkte mit einem Wert über 500 mg/l würde ich vermeiden.

Wenn Sie Wasser aus dem Wasserhahn benutzen, versuchen Sie es mit einem Filter nach dem Prinzip der Umkehrosmose. Sie werden nie wieder ungefiltertes Leitungswasser mögen.

Bewegung

Die Regeln, die man beim Bewegen einhalten sollte, sind einfach. Dabei ist jede Form der Bewegung, die die größeren Muskelgruppen beansprucht, gemeint: Gehen, Joggen, Rebounding (Springen auf einem kleinen Trampolin), Schwimmen und Tanzen. Alle genannten Bewegungsarten beanspruchen den ganzen Körper. Auch Kombinationen sind einen Versuch wert, wie zum Beispiel Joggen und Schwimmen.

Der nächste wichtige Aspekt beim Bewegen ist, dass man sich an mindestens fünf von sieben Tagen bewegen sollte, um entsprechend lohnende lang anhaltende Ergebnisse zu erzielen.

Weiterhin ist empfehlenswert, in das regelmäßige Programm eine Methode mit dehnenden oder integrativen Übungen einzubeziehen – Yoga, Tai Chi und Pilates sind hervorragend (zu allen Methoden finden Sie ausreichend Literatur in Ihrer Buchhandlung).

Falls Sie sich seit längerer Zeit nicht mehr regelmäßig bewegt oder sportlich betätigt haben, ist es ratsam, es langsam anzugehen und nicht zu übertreiben. Wenn Sie zum Beispiel mit dem Joggen beginnen möchten und es niemals zuvor getan haben, beginnen Sie in der ersten Woche mit Gehen. In der nächsten Woche gehen und joggen Sie abwechselnd. Sie können dabei 100 Meter gehen und dann 200 Meter Joggen usw. Wenn Sie spüren, wie Ihre Ausdauer zunimmt, versuchen Sie, nur zu joggen. Vielleicht sind zwei Kilometer eine gute Ausgangsstrecke. Wenn Sie sich damit angefreundet haben, verlängern Sie die Distanz ein wenig oder suchen Sie sich einen Parcours mit ein paar Hügeln. Innerhalb weniger Monate werden Sie entdecken, dass Sie eine anhaltende Fitness gewonnen haben.

Der goldene Schlüssel

All die oben genannten Empfehlungen sind erprobte und geprüfte Methoden, um den eigenen Gesundheitszustand zu verbessern und die Lebenskraft und Lebensqualität zu erhöhen. Es gibt jedoch einen goldenen Schlüssel, der Sie in die Lage versetzt, Ihre Ergebnisse in kürzester Zeit zu maximieren und sich einen ganz neuen Lebensstil zu kreieren. Ohne diesen Schlüssel wird dagegen nichts funktionieren.

Die vermutlich häufigste Frage, die Klienten bezüglich der drei oben genannten Empfehlungen stellen, ist diese: „Wie lange sollte ich das tun?"

Die Antwort ist einfach. Sie sollten diesen Empfehlungen nur so lange folgen, so lange Sie sich gut fühlen wollen! Die Leute sind oftmals ziemlich verblüfft über diese Antwort – so als wäre sie ein Witz. Doch tatsächlich ist es die bestmögliche Antwort, die man darauf geben kann.

Alle genannten Dinge sind dazu da, die Gesundheit zu verbessern und den Körper wiederherzustellen. Nahrungsergänzungsmittel allein werden nichts in kurzer Zeit heilen, aber konsequent und unermüdlich eingenommen, werden Sie Wunder bewirken. Zwei oder drei Wochen die richtige Menge Wasser zu trinken, wird nur wenig bewirken, um die Gesundheit lang anhaltend zu verbessern. Tun Sie dies aber konsequent, wird es Ihre Lebensvorgänge transformieren. Dasselbe trifft auf die Bewegung zu. Für einige Wochen um den Park zu laufen, wird nur wenig dazu beitragen, Ihre Kraft und Ausdauer aufzubauen. Wenn Sie es jedoch konsequent tun, wird sich für Sie eine ganz neue Welt eröffnen. Sie werden verstehen, was Lebenskraft ist.

Der goldene Schlüssel ist eine Konsequenz. Es ist das *tägliche* Praktizieren der genannten Empfehlungen, die genug gesundes Blut bilden, mit dem wir dann gesundes Gewebe bilden können – das schafft dann kraftvolle Lebensvorgänge. Eine starke Physiologie gibt uns Vitalität und diese Lebenskraft ermöglicht uns Lebensqualität bis ins hohe Alter.

In Balance zu bleiben ist (nur) eine Frage der Wahl!

Selbsthilfeteil

Dieser einfach bebilderte Selbsthilfeteil ist dazu da, eine Reihe leicht durchzuführender Dehnungs- und Entspannungsübungen zu zeigen, die effektiv zur Vorbeugung beitragen und als Hilfe zur „Balance" dienen. Darüber hinaus sind sie ein System effektiver Lösungen dafür, wie man, wenn Muskelspannungen und Schmerzen auftauchen, diese vermindert und beseitigt.

Die Übungen sind in zwei Bereiche aufgeteilt: Unterkörper und Oberkörper. Ein kurzer Blick wird Ihnen zeigen, dass es sich um nichts anderes als klassische Yoga oder Körperübungen handelt. Sie wurden jedoch besonders im Hinblick auf ihre deblockierende Wirkung ausgewählt, die sie, wenn sie in der gezeigten Abfolge durchgeführt werden, auf den Körper haben.

In typischer NST-Manier wird auch in diesem Selbsthilfeteil der Unterkörper zuerst bewegt/behandelt. Die Absicht dabei ist es, das Kreuzbein und Becken sowie die Muskelsysteme, die in direkter Verbindung damit stehen, zu deblockieren. Diese Reihenfolge baut auf der Überzeugung auf, dass das Kreuzbein als Erstes freizusetzen ist, bevor der Oberkörper überhaupt in der Lage ist, sich effektiv zu entspannen.

Also: Sobald die Freisetzungen im Unterkörper durchgeführt worden sind, kann der Nacken entspannt werden und dann folgt logischerweise die Schulterentspannung.

Dabei ist es wichtig zu verstehen, dass man die besten Resultate erzielt, wenn die Übungen in vollständiger Reihenfolge, mit den angegebenen Wiederholungen – und nicht als einzelne Übungen – durchgeführt werden. Aus diesem Grund sollte man sich sinnvollerweise von vornherein mindestens 15 Minuten Zeit nehmen, um eine Sequenz komplett durchführen zu können.

Anleitung

Empfehlenswert ist, ein großes Glas Wasser (300 – 400 ml) 15 Minuten vor der Übungssequenz zu trinken und innerhalb von 5 Minuten nach deren Ende. Diese simple Gewohnheit wird die lymphatische Drainage, die Nerven- und Muskelfunktionen, die Flexibilität und Vitalität fördern und zu den bestmöglichen Ergebnissen führen.

Lockere weiche bequeme Bekleidung, die nicht zu sehr aufträgt, ist ein Muss, da ansonsten Ihre Bewegungen eingeschränkt werden.

Wenn Sie diese Übungssequenz durchführen, gehen sie niemals über Ihre eigenen Grenzen hinaus! Falls Sie zu irgendeiner Zeit übermäßige Spannungen oder Schmerzen spüren, halten Sie sofort ein und kommen Sie sanft aus der Stellung heraus, in der Sie sich gerade befinden. Ein erneuter Versuch kann am nächsten Tag unternommen werden, jedoch sollten die Vorsichtsmaßnahmen in derselben Weise beachtet werden. Oder suchen Sie sich einen professionellen Yoga- oder Körpertherapeuten und lassen Sie sich diese Übungen in einer Einzelstunde zeigen.

Des Weiteren werden alle Stellungen durch andauerndes sanftes rhythmisches Atmen unterstützt und erleichtert. Man tut dies, indem man langsam und ausschließlich durch die Nasenlöcher ein- und ausatmet.

Folgen Sie einfach den Anweisungen der Illustrationen. Erinnern Sie sich daran, die Stellung dreimal zu wiederholen, bevor Sie nach jeder Übung eine einminütige Pause machen. Die empfohlenen Ruhepausen sind wichtig, da sie den Muskeln ermöglichen, entsprechend auf die gerade ausgeführte Freisetzung zu reagieren. Die Ruhezeit kann bei Bedarf verlängert, nicht jedoch verkürzt werden.

Als zusätzliches Mittel in Problemsituationen können Sie das homöopathische Gewebesalz *Magnesium Phosphoricum D6* einnehmen, das Sie in Apotheken bekommen können. Dieses einfache natürliche Mittel behebt Muskelverspannungen und Krämpfe in kürzester Zeit.

Unterkörper: Dehnung und Entspannung

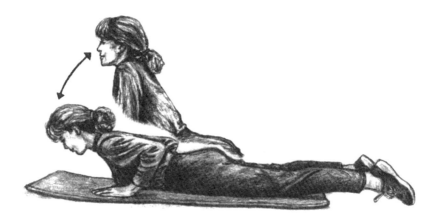

Liegen Sie mit dem Gesicht nach unten und beugen Sie Ihre Ellbogen, als würden Sie normale Liegestützen machen wollen. Heben Sie den Oberkörper mit der Kraft Ihres unteren Rückens an; Schultern sind entspannt. Ihre Taille, Hüfte und Beine bleiben in Kontakt mit dem Boden. Halten Sie für 10 Sekunden und lassen Sie dann los.

Wiederholen Sie 3 Mal. Entspannen Sie dann etwa 1 Minute.

© The Pressure Positive Company

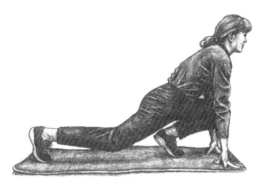

Stehen Sie mit einem Bein vor dem anderen, als würden Sie gerade einen Riesenschritt tun. Beugen Sie ein Knie und gehen Sie nach vorn bis zu einem Winkel von 90° und bis es sich genau über dem Knöchel befindet. Das andere Bein ist nach hinten ausgestreckt, der Fuß auf dem Boden. Bleiben Sie in dieser Position und gehen Sie dann mit der Vorderseite der Hüfte tiefer. Atmen Sie in Ihre Knie, Oberschenkel und Leiste. Federn Sie nicht nach! Halten Sie die Position für 20 Sekunden und lassen Sie dann los. Wiederholen Sie die Übung mit dem anderen Bein.
Wiederholen Sie 3 Mal. Entspannen Sie dann etwa 1 Minute.
© The Pressure Positive Company

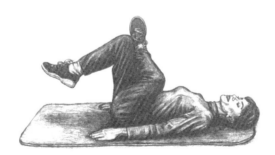

Intensivieren Sie die Dehnung, indem Sie die Ferse über das gegenüberliegende Knie legen. Führen Sie mit dem linken Fuß langsam eine Bewegung in Richtung Ihrer Brust aus. Halten Sie für 20 Sekunden. Richten Sie Ihre Aufmerksamkeit auf die Aktivität in dem gedehnten Bereich. Wiederholen Sie mit dem anderen Bein.
Wiederholen Sie 3 Mal. Entspannen Sie dann etwa 1 Minute.
© The Pressure Positive Company

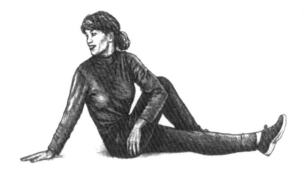

Setzen Sie sich auf einen festen Untergrund mit ausgestreckten Beinen. Beugen Sie Ihr linkes Bein im Knie und setzen Sie den Fuß auf den Boden, an die Außenseite des rechten Knies angelehnt. Der Rücken ist aufrecht. – Legen Sie jetzt Ihren rechten Ellbogen an die Außenseite Ihres linken Knies, und drehen Sie langsam Ihren Körper nach links. Halten Sie für 15 Sekunden. Spüren Sie der Dehnung in Gesäß, Hüfte und unterem Rücken nach. Wiederholen Sie auf der anderen Seite.
Wiederholen Sie 3 Mal. Entspannen Sie dann etwa 1 Minute.
© The Pressure Positive Company

Sitzen Sie mit geradem Rücken auf dem Boden; die Schultern sind entspannt und die Fersen zusammen. Beugen Sie sanft Ihren Oberkörper nach vorn. Atmen Sie in die Leiste und Oberschenkel. Halten Sie für 20 Sekunden und lassen Sie danach los.
Wiederholen Sie 3 Mal. Entspannen Sie dann etwa 1 Minute.
© The Pressure Positive Company

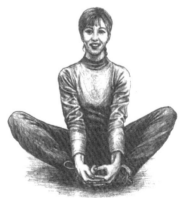

Oberkörper: Dehnung und Entspannung

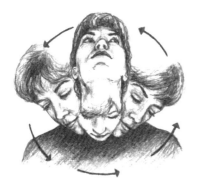

Bringen Sie das Kinn und den Nacken langsam und sanft in eine kreisende Bewegung. Führen Sie dabei mit dem Kinn, indem Sie es nach vorn und abwärts bewegen. Spüren Sie die Dehnung und Entspannung in der Nackenmuskulatur. Wiederholen Sie dies in der anderen Richtung.
Wiederholen Sie 3 Mal. Entspannen Sie dann etwa 1 Minute.
© The Pressure Positive Company

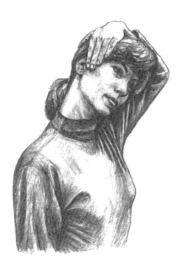

Legen Sie die linke Hand auf die gegenüberliegende Seite des Kopfes und ziehen Sie sanft in Richtung linker Schulter – das Kinn dabei etwas anziehen. Atmen Sie in die Dehnung hinein. Halten Sie für 10 Sekunden und lassen Sie danach los. Wiederholen Sie dies auf der anderen Seite.
Wiederholen Sie 3 Mal. Entspannen Sie dann etwa 1 Minute.
© The Pressure Positive Company

Legen Sie zwei Finger auf das Kinn und drücken Sie sanft nach unten. Gleichzeitig heben Sie Ihren Kopf sanft an und widerstehen Sie dem Druck der Finger. Richten Sie Ihre Aufmerksamkeit auf die Aktivität in den gedehnten Muskeln. Halten Sie dies für 10 Sekunden und lassen Sie dann los.
Wiederholen Sie 3 Mal. Entspannen Sie dann etwa 1 Minute.
© The Pressure Positive Company

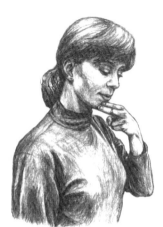

Rollen Sie die Schultern in einer kreisförmigen Bewegung, erst in die eine und dann in die andere Richtung. Spüren Sie der Lockerung der Schulter- und Brustmuskulatur nach.
Wiederholen Sie 3 Mal. Entspannen Sie dann etwa 1 Minute.
© The Pressure Positive Company

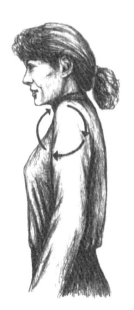

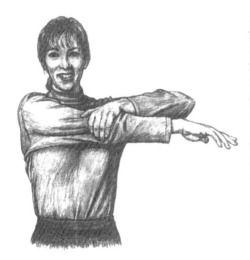

Mit den Armen in Schulterhöhe fassen
Sie Ihren Ellbogen. Ziehen Sie ihn
über Ihre Brust, so weit wie es für
Sie angenehm ist. Dabei geben Sie
mit dem Oberarm etwas Widerstand
gegen Ihre Hand. Schultern bleiben
unten. Achten Sie auf die Dehnung
im hinteren Schulterbereich. Halten
Sie für 20 Sekunden und lassen Sie
danach los. Wiederholen Sie dies auf
der anderen Seite.
*Wiederholen Sie 3 Mal. Entspannen Sie
dann etwa 1 Minute.*
© The Pressure Positive Company

Literatur

Batmanghelidj, F.: *Rückenschmerzen* und Arthritis: das Selbsthilfebuch. VAK Verlags GmbH, Kirchzarten bei Freiburg, 2001.

Ders.: *Wasser – die gesunde Lösung.* Ein Umlernbuch. VAK Verlags GmbH, Kirchzarten bei Freiburg, 2001.

Ders.: *Wasser hilft. Allergien – Asthma – Lupus.* Ein Erfahrungsbuch. VAK Verlags GmbH, Kirchzarten bei Freiburg, 2001.

Black, Dean: *Inner Wisdom.* Tapestry Press, Springville, Utah, USA, 1990.

Bragg, Paul C.: *The Miracle of Fasting.* Health Science, Santa Barbara, California, USA, 1979.

De Jarnettte Major Bertrand: *The Philosophy, Art and Science of Sacro Occipital Technic.* Major Bertrand De Jarnette, Nebraska City, Nebraska, USA, 1967.

Gordon, Libby/Smart, Brian: *Tom Bowen, Personal Reflections.* BTAV & BTASA, Heart-Well Healing Centre, Hartwell, Melbourne, Australia.

Juhan, Deane: *Körperarbeit.* Knaur Verlag, München, 1992. (Zitat im Kapitel Theoretisches Modell aus dem amerikanischen Original rückübersetzt.)

Liebke, Frank: *MSM – eine Super-Substanz der Natur. Hilfe bei Schmerz, Entzündung und Allergie.* VAK Verlags GmbH, Kirchzarten bei Freiburg, 2001.

Ders.: *Grünes Licht für die Gesundheit – fit mit dem natürlichen Wachstumsfaktor C.G.F.* VAK Verlags GmbH, Kirchzarten bei Freiburg, 2001.

Mindell, Earl: *The Vitamin Bible.* Arlington Books Ltd., Mayfair, London, England, 1982.

Nixon-Livy, Michael: *Neurostructural Integration Technique, Basic Manual.* (Kursmaterialien) International Institute of Applied Health Services, Melbourne, Australia, 1996.

Selye, Hans: *The Stress of Life.* McGraw-Hill Book Co., New York, USA, 1984.

Sinclair, Ian: *You can overcome Asthma.* Ian Sinclair, Ryde, NSW, Australia, 1993.

Tortora, Anagnostakos: *Principles of Anatomy and Physiology.* Harper and Rowe Publishers, New York, USA, 1990.

Upledger, John/Vredevoogd, Jon: *Craniosacral Therapy.* Eastland Press, Seattle, Washington, USA, 1983.

Walther, David S.: *Applied Kinesiology – Synopsis.* Systems DC, Pueblo, Colorado, USA, 1988.

Wells, Mark: *Twelve Dynamic Elements of Good Health – the Tissue Salts.* Autonomy Books, Melbourne, Australia, 1995.

Williams, Warwick/Dyson, Bannister: *Gray's Anatomy.* Churchill Livingstone, Longman Group U.K. Limited, United Kingdom, 1989.

Über den Autor

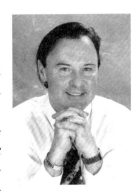

Michael J. Nixon-Livy, 1954 in Australien geboren, ist ein internationaler Lehrer und Therapeut.

Er begann seine berufliche Laufbahn 1974 in der Komplementärmedizin und studierte und praktizierte lange als Ernährungswissenschaftler, Psychologe, Beziehungstherapeut und mit verschiedenen Körpertherapien.

Seine Arbeiten in der Komplementärmedizin beinhalten die Durchführung ausgedehnter persönlicher und klinischer Studien und die Anwendung von verschiedenen kontextuellen Heilungsansätzen einschließlich Fasten, Bewegungsübungen, Yoga und Meditation.

Fünf Jahre lang betrieb er Leistungssport und machte seine Erfahrungen mit den strengen Anforderungen täglicher Trainingspläne und den daraus folgenden Verletzungen. Während dieser Zeit lernte er Körperarbeitstechniken schätzen, die schnell, effektiv und lang anhaltend wirken.

Nicht lange nach dem Ende seiner Karriere als Leistungssportler 1985 vertiefte er seine Studien der Körperarbeit, der Psychologie und Ernährung, einschließlich der Bowen-Therapie, der Kinesiologie und der Psychologie nach Erickson. Er machte Diplome in angewandter Physiologie und lösungszentrierter Therapie. Dabei erkannte er die Wichtigkeit der Beziehungen, die zwischen Körperarbeit, Ernährung und Psychologie bestehen.

Lange Zeit leitete er eine erfolgreiche und gut gehende Praxis in Melbourne, Australien, zusammen mit Dr. Charles Krebs. Sie war auf strukturelle und psychologische Probleme und schwere Lernstörungen spezialisiert.

Michael Nixon-Livys Aufmerksamkeit liegt in natürlichen Therapieformen, die schnell und wirksam Schmerzen beheben können und die vielen Menschen, die nach Erleichterung und besserer Gesundheit suchen, wieder zu einem ausgeglichen Zustand verhelfen.

Sie erreichen den Autor Michael J. Nixon-Livy unter folgender Adresse:
Website: www.nsthealth.com
E-Mail: info@nsthealth.com

Materialien zu NST

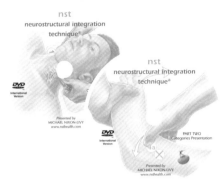

DVD zum Basis-Workshop

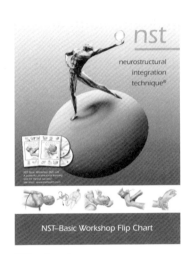

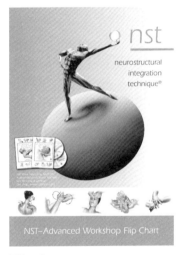

Flipcharts zum
Basis-Workshop

Flipcharts zum
Advanced-Workshop

Webshop unter: www.nsthealth.com

Aktuelle Kurstermine erfahren Sie unter www.nsthealth.com

NST PRAXIS
Löwenstraße 8 · 791999 Kirchzarten
Tel.: 07661-905726